AF591198

L'ORDRE PUBLIC POUR LA VILLE DE LYON,

PENDANT LA MALADIE CONTAGIEUSE.

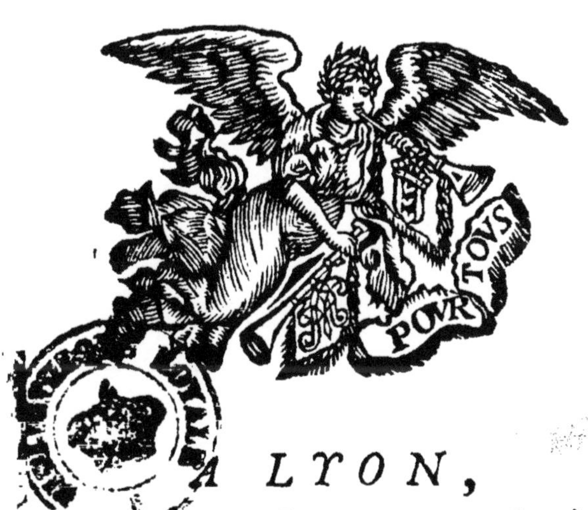

A LYON,

De l'Imprimerie, De JEAN MOLIN, Imprimeur ordinaire du Roy, en 1644.

ET

Chez ANDRE' MOLIN, Imprimeur-Libraire. 1720.

AVEC PERMISSION.

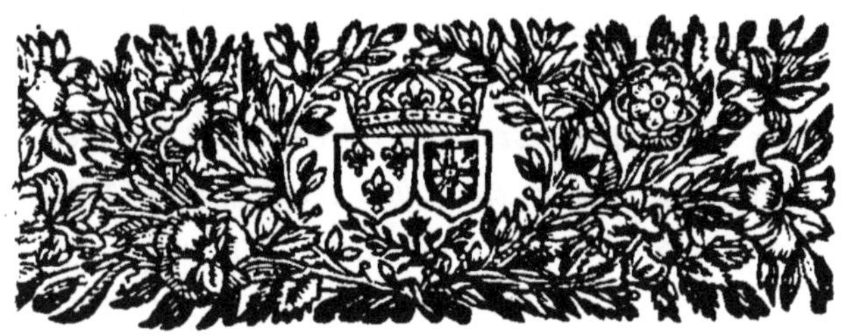

A MESSIEURS, LES PREVOST DES MARCHANDS, ET ECHEVINS DE LA VILLE DE LYON.

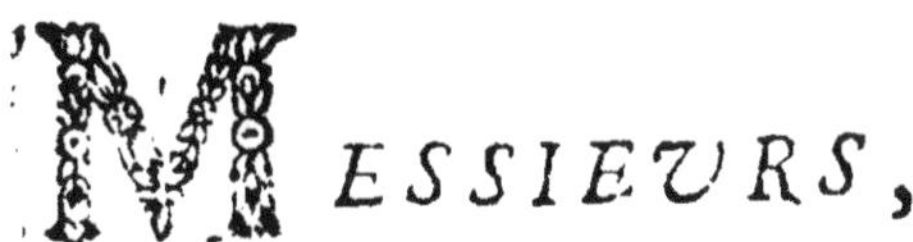

MESSIEURS,

Pour franchir le pas de ce que justement l'on jugeroit temerité premier que de sçavoir le sujet qui m'a obligé d'entreprendre cet œuvre, j'ay eté extremement combattu, mais vaincu par mes yeux, qui ont veu les malheurs arrivez au sujet de la maladie contagieuse depuis l'année mil six cens vingt-huit, jusques à l'année mil six cens trente-huit; Auquel temps vôtre Consulat m'ayant

A ij

fait l'honneur de me nommer pour l'un des Commissaires deputez pour le faict de la Santé ; Et depuis ce temps jusques à present ayant par la grace du bon Dieu , veu plus particulierement les malheurs arrivez , & consideré qu'apres nos pechez , qui en sont la premiere cause , ce qui a secondé & entretenu le progrez de ladite maladie n'est provenu que faute d'instruction & methode de ce qu'il convient faire en ce rencontre ; ce qu'ayant été negligé cy-devant , j'ay cru que je ferois tort à ma patrie si je n'en laissois ce qui a été de ma connoissance , pour cooperer au bien public , à ce particulierement invité par les grands soins que j'ay reconnu & veu que vos Predecesseurs & Vous , **MESSIEVRS** *, avez rapporté dans ces rencontres malheureux ; Ce qui m'a donné une ferme croyance que vous appuyerez mon dessein , & accepterez tres-volontiers comme Peres du peuple , ce qui Vous est offert par l'un de vos fideles Concitoyens ; & de plus ,*

MESSIEURS,

Vostre tres-humble & tres-affectionné Serviteur

G. CHEVALIER.

AVERTISSEMENT
AU LECTEUR.

IL est trés-vray que la Maladie contagieuse est un fleau de Dieu pour châtier nos offences, & sans nul doute, les plus souverains remedes que l'on y puisse apporter pour en être delivrez, sont de recovrir à sa Divine bonté, & par penitences & bonnes œuvres détourner son ire & attirer sa misericorde. Voilà les remedes qu'avec raison l'on peut nommer vrays preservatifs & curatifs, & qui doivent être accompagnez d'une grande pre voyance pour éviter les desordres que l'on a veu en cette ville de Lyon aprés avoir possedé une parfaite santé pour le regard de la Maladie contagieuse l'espace de quarante années ou environ, ayant oublié l'affliction receuë depuis les années 1551. jusques en l'année 1587. & les preceptes que l'on avoit pratiquez pendant ledit temps, fut l'occasion que l'année 1628. la maladie fit un ravage prodigieux, & l'effroy fut si grand, que l'on ressembloit à des personnes dormans sans inquetudes dans des lits molets & ſurpris par des ennemis armez à l'avantage, leſquels terraſſent tout ce qui ſe preſente à eux. Ce fut le même és mois d'Aouſt, Septembre, Octobre, Novembre & Decembre de l'année 1628. que la Ville ſe trouvant ſans aucun precepte de ce qui avoit été pratiqué ez dernieres maladies, fut ſurpriſe avec tant de violence, que prémier que l'on eût reconnu & pourveu à l'ordre neceſſaire pour empêcher le progrez d'icelle, pluſieurs milliers de perſonnes moururent, tant à cauſe de l'abſence des principaux & meilleurs Bourgeois de la Ville, qui pour garantir leur vie, s'étoient retirez à la campagne; comme encore des Chirurgiens qui en firent le même; & fut la demeure dans la Ville ſi dangereuſe, que même Meſſieurs les Prevôt des Marchans & Echevins, les uns apres les autres furent contraints ſe retirer, ſoit pource que la maladie étoit arrivée en leurs familles, ou en leur habitation; de ſorte qu'il ne reſta dans la Ville pour le gouvernement d'icelle, que Meſſieurs les Commiſſaires deputez pour le fait de la Santé, avec les pauvres artiſans, leſquels ſe trouverent reduits en telle extremité par la ceſſation du travail, que pluſieurs ſans être malades s'acheminoient avec les malades, afin de pouvoir avoir du pain pour leur nourriture dans l'Hôpital de S. Laurens, où ils trouvoient la mort en place de l'aliment qu'ils cherchoient pour leur vie. Pour à quoy remedier, fut resolu par Messieurs les Prevôt des Marchands & Echevins de la Ville, que tous les Bougeois nourriroint les pauvres, & chacun jour, & à chacun pauvre seroit donné trois sols ; & furent les pauvres distribuez ausdits Bourgeois, à qui plus, à qui moins, suivant leurs commoditez.

Voila le commencement en abregré, du pitoyable état auquel se trouva reduite la Ville.

Pour à quoy remedier, lesdits Sieurs Prevôt des Marchans & Echevins pour toute la Ville, eurent recours à la source de grace, & firent rendre un vœu à sa Chapelle de Lorette.

Apres ce premier & souverain remede, il ne faut point douter que l'on ne rapportât tout le possible pour tacher de remedier à tous ces desordres. Et comme l'absence des Chirurgiens avoit obligé à demander secours à plusieurs bonnes Villes de leurs Chirurgiens, il en arriva bon nombre, mêmes quelques Religieux de la mort ; & tel secours donna moyen d'établir la police pour empêcher la frequentation des Infects avec ceux qui ne l'étoient pas, & dont aucuns furent punis à mort publiquement, afin de faire contenir un chacun dans l'observation des Ordonnances de Santé ; & par ce moyen la Ville de peu à peu fut soulagée de ce fleau ; au moyen dequoy l'on commença à desinfecter & blanchir les maisons où la maladie avoit été ; de sorte que l'anné 163 . la Ville se rendit habitable sans danger, & dura jusques à l'année 1631. que la maladie commençant de nouveau la charge, non toutefois si furieuse comme auparavant, ayant rencontré des personnes plus assurez, & de la prévoyance & secours pour empêcher le progrez, fit que par la grace de Dieu, puis l'année 1632. jusques à l'année 163 . la Ville se trouva comme delivrée de cette maladie, laquelle recommençant l'année 1638. pour lors tant les Bourgeois qu'vne partie des Artisans craignans un même ravage que celuy de l'année 1628. se retirerent à la campagne ; Cette retraite empescha que le progrez ne fut si grand, & les autres habitans restez dans la Ville furent tous consolez & resolus par la presence de Monseigneur l'Eminentissime Cardinal Alphonse Louis Du-Plessis de Richelieu Archevesque de cette Ville, qui non content de faire sa residence dans la Ville, nonobstant les humbles supplications que luy firent Messieurs les Prevost des Marchans & Eschevins de s'eloigner, veu l'eminent peril qu'il y avoit à y demeurer. Au contraire, fit paroistre son zele & sa charité jusques au dernier periode, non seulement en assistant les necessiteux, mais encore exposant sa personne, oüyt à confession un des Peres Capucins exposé pour le seruice des malades sans apprehension d'entrer dans un lieu infect & d'approcher ledit Pere jusques au chevet de son lict bien peu de temps avant sa mort.

Monsieur d'Halincourt Gouverneur pour le Roy en cette Ville, y fit aussi sa residence nonobstant les mémes supplications, & ce jusques que la Maladie s'approchant du lieu de sa demeure, il fut necessité pour quelque temps de se retirer à la campagne.

Ce retour & continuation de maladie obligea particulierement les Sieurs Commissaires de Santé de prendre garde à ce qui pouvoit donner progrez à icelle, & en empescher le sujet.

L'on reconnut que ceux qui faisoient

le parfum à desinfecter les maisons n'y procedoient pas fidelemẽt , si bien que l'on voyoit fort souvent des recheutes. Pour á quoy remedier , fut fait defences à toutes personnes de vendre du parfum à desinfecter , & lesdits Sieurs Commissaires firent l'emplette des drogues pour la composition dudit parfum , & apres le mélange fait d'icelles , ayant été premierement pulverisées , en fut fait du parfum qui reüssit parfaitement , & a été depuis continué en cette sorte.

L'on reconnut aussi que le peuple affligé craignant d'être dérobé lors que l'on parfumoit leurs maisons , cachoient leurs hardes infectes , & sans les desinfecter ny blanchir , s'en servoient au retour de leur quarantaine. Pour à quoy remedier , Messieurs les Prevost des Marchans & Eschévins furent priez par les principaux Marchans de la Ville de faire leurs remonstrances à son Eminence , & obtenir de luy que des Religieux accompagnassent comme auparavant les Parfumeurs. Mais comme lesdits Religieux avoient és années precedentes receu quelque mescontentement par la medisance de la populace , qui est pour l'ordinaire la recompence que l'on doit attendre de ces sortes de personnes , lesdits Religieux s'excuſerent, & offrirent pour le Spirituel d'expoſer leurs vies, & quant au temporel que ce n'eſtoit à eux. C'eſt pourquoy pour y remedier l'on ſe reſolut que les parfumages ſe feroient en preſence de ceux qui ſeroient dans l'affliction, afin qu'ils euſſent moyen de bien faire nettoyer, & encore empeſcher que leurs hardes ne fuſſent diverties.

Ainſi la reformation de tous les manquemens puis l'année 1628. ayant été faite, a ſi bien reüſſi, que par la grace de Dieu, ſi la maladie n'a ceſſé entierement, du moins elle n'a fait du ravage comme par le paſſé.

Et quoy que ces afflictions predites ſoient grandes; outre ce, la Ville en general en a ſouvent & mal à propos receu une autre, provenant de ce que ayant demeuré quelques années ſans que la maladie fuſt grande, ce neantmoins il s'eſt trouvé de ſi mauvais Concitoyens, qui ont eſcrit à nos voiſins & eſtrangers, ſoit pour leur intereſt ou autrement, qu'il y avoit du mal dans la Ville beaucoup plus que par la grace de Dieu, il n'y en avoit pas; & par ces faux bruits la Ville a beaucoup ſouffert en ce, qu'outre que nos voiſins & eſtrangers ne venoient à l'emplette, ils ne ſouffroient pas l'entrée de nos marchandises en leurs Villes. Et ces bruits ne provenans que lors que l'on sçait que l'on a ouvert l'Hospital S. Laurens ; Il est bon d'y remedier, estant tres-necessaire d'y avoir tousjours quelques Religieux , & outre ce , dans la Ville l'on doit avoir des Hospitaliers gagez , pour étre préts quand l'occasion se presente de servir, afin de n'avoir la peine d'en chercher & faire sçavoir le mal à sa naissance , & avoir moyen d'y remedier sans delay , en faisant de nuict enlever les malades & quarantains par la commodité des deux Rivieres.

Pour conclusion , contre cette maladie , apres le premier & souverain remede de la grace de Dieu , les deux principaux poincts sont , la diligence & la fidelité. La diligence doit estre en particuliere recommandation aux Sieurs Commissaires ; Et la fidelité aux Officiers qui exercent leurs ordres. Et ces deux points étant fidelement observez moyennant la grace de Dieu , il est croyable que cette maladie ne fera jamais de si grands progrez comme elle a fait par le passé.

Puis donques que humainement l'opposition à ce mal consiste en ces deux points poinćts de Diligence & Fidelité, il semble necessaire d'en laisser le souvenir à la posterité, afin que si par la grace de Dieu, ayant demeuré longtemps sans étre affligez de cette maladie; si apres ce temps-là, que Dieu ne veüille, il arrivoit du mal, l'on puisse éviter un pareil desordre que celuy qui s'est veu en l'année mil six cens vingt-huit, en obseruant chacun ce qui a été observé, ou jugé devoir étre observé dans la fonction des charges tant des Commissaires, Religieux, Chirurgiens, que autres Officiers, ainsi que le tout est amplement marqué cy apres.

Pour l'ordinaire les Commissaires de Santé doivent estre en nombre de dix; sçavoir deux Magistrats, un Medecin, un Exconsul & six Bourgeois ou Marchans; & lors qu'il convient juger quelque contravention, faut necessairement que les deux Magistrats y soient, & trois des autres Commissaires; Et où il y auroit absence de l'un des Magistrats, en demander un autre pour Assesseur; tous lesdits Commissaires sont nommez par Messieurs les Prevost des Marchans & Eschevins de la Ville. Ausquels Commissaires, en suite des Lettres patentes cy-apres inserées, est donné pouvoir de juger & faire punir les contrevenans auſdites Ordonnances de Santé , & de ſe ſervir des Archers du Prevoſt , Archers du Guet & Archers de Robe courte , & autres Officiers de la Ville.

De la Charge des deux Magiſtrats.

Les deux Magiſtrats doivent étre aſſidus dans la Ville , comme auſſi au Bureau qui ſe tient pour le faict de la Santé, afin qu'ils ayent une information entiere de toutes les contraventions & deſordres qui arrivent , pour faire punir les contrevenans , & propoſer au Bureau les Ordonnances requiſes , pour obvier aux deſordres ; & finalement par l'authorité, & comme Chefs deſdits Commiſſaires , faire contenir le peuple dans l'obſervation deſdites Ordonnances ; & á même temps que la maladie commence, doivent faire publier & afficher une Ordonnance, par laquelle particulierement il ſoit defendu aux perſonnes infects & malades de frequenter ny vaguer par ville , & de ſe faire denoncer au Commiſſaire ayant la charge des denonces. Comme auſſi à tous Medecins & Chirurgiens de faire leur denonce au premier ſoupçon qu'ils rencontreront de mal contagieux ; Defendre en outre la vente des vieux habits

& linges, & finalement que aucun chef de famille ne puisse envoyer étant malade, aucun de leurs domestiques, sans au prealable avoir fait faire visite & rapport comme il n'y a point du mal contagieux en la personne qu'ils envoyent.

Lesdits Sieurs Magistrats Commissaires doivent faire advertir Messieurs les Prevost des Marchans lors qu'il convient mettre des Notables aux Portes ; Ce qui se pratique quand il y a de la maladie contagieuse aux Villes prochaines ou lointaines, ayans accez & negoce en celle-cy, avec priere ausdits Prevost des Marchans d'ordonner ausdits Notables, entant qu'il arrivast quelque difficulté pour le faict de la Santé, étans en la fonction de leur charge, qu'ils ayent à en advertir lesdits sieurs Commissaires, afin qu'ils y remedient.

De la Charge du Medecin.

Le Medecin se doit trouver au Bureau pour voir le memoire des drogues qui sont demandées par les Chirurgiens ; lequel memoire est apporté au Bureau, & ayant été reconnu necessaire par ledit Medecin, soit pour la qualité & quantité, de l'ordre du Bureau, ledit memoire sera enregistré, & au bas d'iceluy sera mis le mandement à l'Apothicaire pour en delivrer le contenu, & doit ledit ſieur Medecin voir leſdites Drogues ou medicamens s'ils ſont bons & de la qualité requiſe. Outre ce, ledit ſieur Medecin viſitera deux fois la ſemaine les Chirurgiens expoſez, pour s'informer d'eux de la nature de la maladie & des malades, pour preſcrire auſdits Chirurgiens l'ordre qu'ils auront à tenir au traictement d'iceux, & finalement quand il y a controverſe entre les Chirurgiens pour la condamnation à la viſite des malades, il s'y doit tranſporter, pour ſur les raports d'iceux en reſoudre.

De la Charge de l'Exconſul.

L'Exconſul doit particulierement prendre garde que les baſtimens, tant de l'Hoſpital S. Laurens des Vignes, la Blancherie, & ceux du Colombier, comme encore ceux de la Fleur de lys, ſoient couverts & appropriez pour ſervir tant aux malades comme aux Quarantains; aura auſſi la charge des emmeublemens deſdites deux maiſons, & procurera de Meſſieurs les Prevoſt des Marchans & Eſchevins l'argent qu'il conviendra pour ſubvenir aux frais de ladite maladie.

De la Charge du Tresorier.

Il doit payer tous mandats que luy sont faits par le Bureau, doit aussi trouver les Officiers necessaires, soit Hospitaliers, Parfumeurs ou Gardes pour les malades, ausquels il paye leurs gages tous les mois ; dont de temps en temps, & de ce qu'il payera sans mandat, il en doit prendre au Bureau mandat certificatif pour luy seruir quand il rend son conte par-devant Messieurs les Prevost des Marchans & Eschevins de cette Ville ; lequel conte il doit faire dresser à la financiere ; pour raison dequoy il en couche la desp nse en son conte, laquelle est alloüée ; & dudit conte rendu à Messieurs les Prevost des Marchans & Eschevins, il en doit mettre copie aux Archives de la Santé. Finalement doit avoir un livre au Bureau servant de Iournalier pour escrire la recepte & despense, afin de pouvoir reconnoistre quand il est en avance, pour procurer son rembourse-ment.

Du Commissaire ayant la charge des Denonces.

Il doit être assidu non seulement à la Ville, mais encore à sa maison ; & en son absence doit y avoir un domestique capable pour recevoir les denonces, lesquelles doivent étre receuës en cette façon, Le du mois de de l'année ruë maison où pend pour enseigne ou appartenant à chez N.

& marquer la profession & le nom du malade soupçonné, & mettre le nom du denonciateur.

Outre l'assiduité cy-devant dite, la diligence est extremement requise en cette charge, afin d'empescher la communication. C'est pourquoy si-tost la denonce receuë, il faut envoyer un Chirurgien pour visiter le malade denoncé, avec ordre audit Chirurgien, s'il reconnoist qu'il y ait du mal, de defendre à tous ceux de la famille affligée ou autres qui se pourroient rencontrer en icelle, de vaguer ny frequenter, & d'apporter le nombre des personnes qui sont dans la famille affligée; ayant receu la responce du Chirurgien, il se faut informer si le malade est en danger de mort, & s'il est necessaire de le faire confesser; auquel cas sans délay ledit sieur Commissaire ne differera de le faire assister à l'instant spirituellement aussi bien que corporellement, en faisant enlever ledit malade a même nuict du jour de la denonce, ensemble les Quarantains.

Au commancement de la maladie, à la premiere, deuxiéme, & jusques à la sixiéme famille affligée, il est bon de faire tenir les autres Inquelins fermez dans leur demeure, afin de voir si dans une quinzaine de jours il ne s'en trouvera point de frappez; par ce moyen l'on empeschera la communication du mal, outre la terreur que l'on donne à la populace, & qui les peut détourner de frequenter avec les Infects. Mais quand la maladie a fait plus grand progrez, il ne faut qu'enlever les familles affligées, sans faire fermer les autres nquelins pour éviter le desordre qui pourroit arriver à cause de la nourriture & travail desdits Inquelins enfermez.

Tous les soirs faut donner aux Gardes qui conduisent les Hospitaliers, un Rolle de toutes les familles reconnuës frappées de peste, signé par ledit Commissaire, afin qu'en suite dudit Rôlle le Garde puisse sans empeschement faire enlever les malades & quarantains, dont ledit Garde ne manquera le lendemain en suite du commandement que luy fera ledit Commissaire, d'en venir rendre raison, afin de sçauoir si tout a été executé suivant son ordre.

Et lors qu'il conviendra faire monter les Beches pour enlever lés malades & quarantains, faut donner billet audit Garde, addressant aux Reverens Peres Religieux tant de S. Laurens que de la Quarantaine, afin qu'ils ordonnent suivant ledit billet, aux Hospitaliers de monter, êtant tres-necessaire de ne souffrir que les besches soient amenées en Ville, sinon en suite des billets qui seront envoyez par l'un des sieurs Commissaires de Santé

Tous les jours de Bureau doit apporter une note des denonces visitées qu'il aura receuës, qu'il laisse au Secretaire pour les mettre sur le livre du Bureau.

Finalement son livre de denonce doit être tenu au net, avec un repertoire pour plus grande facilité.

Et ne doit souffrir que aucun malade demeure dans la Ville, soit qu'il ait maison particuliere & detachée, ny en façon & maniere que ce soit, ains doit procurer qu'ils soient emmenez à S. Laurens, ou qu'ils allent à la campagne avec un Chirurgien.

Le même sera observé pour les quarantains, à ce qu'ils soient menez à la Quarantaine, ou bien logez hors la Ville.

De la charge du Commissaire ayant le Contrerolle.

Tous les matins il recevra du Garde qui aura conduit les Hospitaliers, un rôlle des malades & quarantains qui auront été enlevez; suivant lequel rôlle il sçaura tant à S. Laurens que à la Quarantaine, s'il est veritable, soit aux noms, soit au nombre des personnes, prendra pareillement du R. P. exposé pour le service des malades, le nom de ceux qui seront decedez, le jour & l'heure; comme encore de ceux qui gueris seront mis en quarantaine, & en outre de ceux qui de la Quarantaine, êtans malades, seront mis à S. Laurens, dont du tout tiendra registre, qui sera ordinairement sur la table du Bureau.

Fera en outre faire les parfums, & les distribuera.

Doit aussi mettre sur ledit Registre tout ce qui aura été apporté à l'enlevement des malades.

Du Commissaire ayant la charge de sortir les Quarantains.

Le temps pour la quarantaine ayant été reduit puis l'année mil six cens trente-huit, à vingtcinq jours complets.

Le Commiſſaire ne doit ſouffrir la ſortie auparavant ; & premier que ſortir, les quarantains s'ils ont des facultez pour pouvoir payer leur deſpenſe ; en ce cas apres avoir convenu, & retiré l'accord fait, à leur ſortie leur doit faire rendre tous leurs linges & hardes, conforme à ce qu'il aura trouvé ſur le regiſtre du Commiſſaire ayant la charge du contrerolle ; à la ſortie deſdits quarantains donnera à chacun un billet avec leur nom & ſurnom, afin que le Commiſſaire qui a la charge du parfumage puiſſe rendre les clefs au vray à qui appartiendra. Et comme pluſieurs veulent aller faire leur quarantaine à la campagne, le Commiſſaire leur doit fournir billet ; lequel billet il ne donnera que ſur le certificat du Commiſſaire ayant la charge des parfumages, comme l'on luy a remis les clefs de la demeure de la famille affligée ; & ne pourront leſdits quarantains revenir en Ville, ſans prendre billet du Commiſſaire, lequel ne le donnera qu'en ſuite du certificat des Officiers des lieux où leſdits quarantains auront fait quarantaine.

Methode pour donner les Billets pour aller faire quarantaine à la campag e.

Nous Commiſſaires deputez pour le faict de la Santé en cette ville de Lyon, avons permis & permettons à N. & ceux de ſa famille, d'aller faire quarantaine au territoire de en maiſon détachée, ſans vaguer ny frequenter, & à la charge de ſe faire denoncer aux Officiers des lieux, aux peines de nos Ordonnances. Fait ce

Pour le retour de la Quarantaine, au bas du Certificat doit être mis :

Nous Commiſſaires de Santé, Veu le certificat cy deſſus avons permis à N. & tous ceux de ſa famille, de ſe retirer en cette Ville, en leur demeure, au quartier de avec liberté de vaquer à leurs affaires ; & defences à toutes perſonnes de leur donner empeſchement, attendu qu'ils ont fait le temps à eux ordonné pour leur quarantaine. Fait à Lyon le.

Pour le retour de la Quarantaine de la Fleur de lys.

Nous Commiſſaires deputez pour le faict de la Santé en cette Ville, certifions que N. sort de la Quarantaine de la Fleur de lys, partant luy permettons l'entrée de sa demeure au quartier de Auec defences de luy donner empeschement. Fait au Bureau à Lyon le

Du Commissaire ayant la charge du parfumage.

Le Garde conduisant les Parfumeurs, luy doit apporter un même rôle que celuy des denonces, afin qu'il ordonne le parfumage des maisons, & aura un livre, sur lequel il mettra d'un costé de jour à autre separément les maisons affligées, & de contre à chaque maison il mettra le nombre des chambres ou membres de maison qui auront été parfumez, & lors qu'il reçoit de l'argent pour le parfumage qu'est cinq liures pour chacune chambre, il le doit noter au conte de celuy qui aura payé.

Et lors qu'il y a de la maladie aux Villes ou Provinces éloignées ou circonvoisines, & qu'il faut faire parfumer les marchandises qui en seront apportées, le Commissaire susdit en a la charge, & doit en ce rencontre tenir un livre de consigne de toutes les marchandises qui y seront apportées; & lors que lesdites marchan-

marchandises sont purifiées, en donnant le billet de la sortie, il doit faire signer celuy qui les retire sur le registre, ayant au prealable escrit sur ledit registre l'argent qui aura été donné pour le droict du parfumage d'icelles, afin que cela serve d'une forme de contrôlle, & de temps en temps doit donner conte au Bureau, & remettre és mains du Tresorier l'argent qu'il en aura receu.

Le surplus de ladite charge se voit dans l'ordre qui se doit observer au parfumage.

Du Commissaire ayant la charge de la menuë dépense.

Il doit fournir & payer tout ce qui est necessaire pour la nourriture & necessitez desdites deux Maisons, à la reserve du pain & de la chair; lesquels deux articles sont payez par le Tresorier en suite des mandats qui luy sont faits; neantmoins doit prendre garde que la chair soit bonne & le pain aussi. Doit faire a provision de bon vin un peu couvert, & des endroits de Millery, Charly, Yrigni, & Vernaison, attendu qu'ils sont de garde; outre qu'estant de bon vin, cela ôte le sujet que les parens & amis prennent d'en apporter à la Quarantaine, où souvent par ce moyen il est arrivé des grands maux ; Doit charger les Cuisinieres tant de S. Laurens que de la Quarantaine, de bien conserver la graisse qu'elles levent superfluë au potage & au manger, laquelle sert pour faire des chandelles pour lesdites deux Maisons.

Et doit voir le nombre des Quarantains & autres enfermez de deux en deux jours, afin d'ordonner à l'Oeconome le pain & autres alimens qu'il leur convient.

De la charge du Secretaire.

Il se doit trouver en tous les Bureaux avec le registre, pour y enregistrer ce qui luy est ordonné, outre le livre des denonces, tenu en même forme que celuy du sieur Commissaire ayant la charge des denonces.

Doit ordonner aux Gardes l'heure d'ouvrir, nettoyer & fermer le lieu où l'on tient le Bureau.

Doit avertir les sieurs Commissaires lors qu'il convient de s'assembler extraordinairement, comme aussi aux jours de l'Assension, & de la feste S. François de Paule, & de l'Assomption de Nôtre Dame ; ausquels jours le livre de la Confrairie de la Santé est ouvert dans l'Eglise des R. P. Minimes ; dans laquelle Eglise tous lesdits sieurs Commissaires ensemblement aux jours de l'Assension de nôtre Seigneur & Assomption de nôtre Dame communient ayant chacun un cierge blanc alumé en main.

Finalement doit étre soigneux de faire publier & afficher les Ordonnances de Santé.

La reception des Officiers.

Tous Officiers doivent étre receus au Bureau & mis sur le registre, ayant au prealable fait le serment de fidelité entre les mains des sieurs Commissaires ; Et premier que de les envoyer en service, le Secretaire leur doit lire la fonction de leurs charges.

Du devoir des Gardes conducteurs des Hospitaliers & Parfumeurs.

Ils se doivent tenir proche la demeure des Commissaires ayant ladite charge des denonces &, du parfumage, pour étre prets à effectuer les commandemens desdits sieurs Commissaires.

Doivent nettoyer, ouvrir & fermer le lieu où se tient le Bureau.

La nuict ayant receu l'ordre desdits sieurs Commissaires, ils se doivent rendre au lieu où les besches doivent aborder, & s'y trouver avant la venuë desdits

Hoſpitaliers & Parfumeurs, leſquels ils doivent conduire à enlever ou parfumer ce qui eſt noté ſur l'ordre & non ailleurs, à peine d'être punis.

Doivent avertir les Quarantins où l'on va parfumer, de bien faire parfumer leurs maiſons, & prendre garde que les Parfumeurs n'emportent rien du leur, & comme encore de bien faire enlever le linge ſale & le mettre en conte; quand les Hoſpitaliers ſortent ils doivent demander aux Quarantins ſi leſdits Hoſpitaliers ont bien nettoyé, & s'ils ſe plaignent deſdits Hoſpitaliers; & en cas de plainte, en avertir Meſſieurs les Commiſſaires le lendemain ſans delay.

Du nombre des Religieux qu'il eſt neceſſaire d'avoir tant pour S. Laurens, comme pour la Quarantaine.

Au commencement de la maladie il faut avoir dans S. Laurens deux Religieux, ſçavoir un Preſtre & un lay, dans la Quarantaine de même.

Lors que la maladie fait progrez & que l'Hôſpital S. Laurens ſe trouve chargé de plus de cinquante malades, pour lors il eſt neceſſaire d'y avoir deux Preſtres & un Frere lay, comme auſſi à la Quarantaine lors que les Quarantins ſont en plus grand nombre que de cent Quarantins ; & pour lors ce ſurcroy de Religieux eſt neceſſaire pour aller confeſſer par la Ville , & neantmoins font reſidence à S. Laurens , & s'employent outre ce , au ſervice des malades dudit S. Laurens.

La demande deſdits Religieux ſe fait à Monſeigneur l'Archeveſque , & en ſon abſence à Monſieur ſon Grand Vicaire , & ſont envoyez leſdits Religieux pour ſervir auſdits malades comme leurs Curez ou Vicaires.

Charge du R. P. Religieux ayant l'intendance dans S. Laurens.

Lors que la maladie n'eſt pas grande , & qu'il eſt ſeul auec le Frere lay , il exerce le contenu és deux charges ; mais quand il y a deux Preſtres , ſa fonction principale eſt de prendre garde que Dieu ne ſoit offensé , ſoit par blaſphemes ou autrement , que la paix ſoit entre les Officiers , & que les malades ſoient ſervis avec charité , & empeſcher l'oiſiveté parmi les Officiers , laquelle ne produit que vice , & prendre garde d'employer les convaleſcens à quelque travail leger pour les divertir , & à la ſeparation des hommes d'avec les femmes.

Du second R. P. Religieux étant dans S. Laurens.

Doit accompagner les Chirurgiens lors qu'ils pensent les malades, & prendre garde que lesdits Chirurgiens les traittent avec charité ; doit aussi avoir soin particulier pour la nourriture desdits malades, à ce qu'il leur soit donné conforme à l'ordre des Chirurgiens, & le faire ainsi ponctuellement observer aux Gardes ; outre ce, doit prendre garde exactement que aucunes hardes ny linges, sortent de S. Laurens sans étre parfumez & blanchis.

Et finalement quand il est besoin pour venir confesser des malades à la Ville sur le billet qui sera envoyé par l'un des Commissaires, il viendra incontinent & ne marchera par la ville sans avoir un Garde pour le conduire.

De la charge du Frere lay.

Il doit tenir registre & reconnoistre tout ce qui est envoyé à S. Laurens, soit pain, vin, chair, medicamens, hardes, linges, & generalement de toutes choses qui y sont apportées.

Doit encore avoir charge du blanchissage des linges & hardes.

L'ordre de la reception des malades à S. Laurens.

Lors que le R. P. Religieux a eu l'ordre de l'un des ſieurs Commiſſaires de Santé pour faire monter les beſches pour enlever les malades, & que le Garde luy a dit le lieu où ils doivent aborder le ſoir, il fait monter les beſches aux Hoſpitaliers, auſquels il doit particulierement recommander de porter le brancart à ſangles pour enlever leſdits malades, & doit la beſche où leſdits malades ſont, être couverte; arrivant à S. Laurens le R. P. ſe doit informer ſi les malades ont été confeſſez; & ayant pourveu à cela, il doit ordonner du lieu où l'on doit placer leſdits malades; leſquels jugeant qu'ils ſoient proche de mourir, il leur doit donner le Viatique; & s'eſt veu la charité à aucuns Religieux, qu'ils adminiſtroient auſdits malades moribons l'Extreme Onction.

Leſdits malades étans placez, le R. P. doit prendre le nom & ſurnom d'iceux, la ruë & enſeigne de leur habitation, & leur profeſſion, & mettre le tout ſur un livre, chacun ſeparément d'un coté, avec l'inventaire de ce que chacun aura apporté, & de l'autre côté mettre leur mort ou leur guerison ; s'ils meurent, mettre le jour, le mois, l'heure & l'année du decez ; s'ils guerissent, faut mettre le jour que ils seront sortis de S. Laurens pour entrer en quarantaine.

Le même devant étre observé pour le regard de ceux qui de la Quarantaine sont passez malades à S. Laurens.

Et dautant que cy-devant pour le regard des enfans de mamelles, ou autres qui n'ont la raison de pouvoir dire quels sont leurs pere & mere, ny la profession & demeure d'iceux, au moyen de quoy il est arrivé grande confusion, ne pouvant asseurer de quelle famille estoient ces petites creatures innocentes preservées au milieu de ce mal ; pour à quoy obvier, il est necessaire à leur arrivée de leur attacher un billet au col, où le tout soit escrit, à savoir le nom du pere & de la mere, la profession la demeure & la ruë d'icelle, ledit billet au prealable bien enveloppé dans du linge, & par ce moyen la mort des pere & mere arrivant, l'on sçaït d'où ils sont sortis.

Ausdits enfans affligez étans à la mamelle, leur sont donné des Nourrices, qui sont prises à la Charité ou à l'Hôpital, en les payant à raison de dix livres par mois ; & outre les Nourrices, est bon d'avoir des chevres pour avoir du laict pour ayder à nourrir lesd. enfans.

Du nombre des Officiers necessaires dans S. Laurens , & ce qui depend de leur charge.

Quand le nombre des malades excede quarante , il faut avoir deux Chirurgiens.

Selon la violence du mal il faut des Hospitaliers ; mais incontinent qu'il se reconnoit de la maladie , il en faut du moins trois ; sçavoir , deux Bateliers & un autre robuste pour porter , & l'un d'iceux lors qu'il y a divers enlevages , doit demeurer dans la bêche à prendre garde aux malades qui auront été apportez , pendant que les autres en retournent querir d'autres , & ce afin que personne n'aborde lesdits malades ; & que s'ils entroient en délire , ils ne se precipitassent dans la riviere , ou n'abordassent quelcun.

Quand il y a beaucoup du mal , il faut un Portier , pour de Gardes pour les malades , à dix malades il faut une Garde.

Pour de Cuisinieres , c'est suivant le nombre qu'il y a tant malades que Officiers

Les Chirurgiens ayans acquis la maîtrise en suite de l'Arrest du Grand

Conſeil du dixiéme jour de May 1630. en faveur & reconoiſſance des ſervices par eux rendus pendant les années precedentes, ſont obligez de ſervir à tour de rôlle & par quartier, & leur eſt payé trente livres par mois, reſervant vingt livres par mois pour leur nourriture, qui monte en tout cinquante livres, & pour le temps de leur quarantaine à moitié gage; & depuis ſans contrevenir à l'accord fait, a été reſolu au Conſulat, pour obliger leſdits Chirurgiens à ſervir de mieux en mieux, qu'à leur ſortie s'ils ſe trouvent avoir bien ſervi, en rapportant certificat des ſieurs Commiſſaires, Meſſievrs les Prevoſt des Marchans & Eſchevins leur donnent les ſoixante livres reſervées pour leur nourriture de trois mois de leur ſervice.

Du devoir des Chirurgiens.

Qu'ils ſoient un ou pluſieurs, il faut que la fidelité accompagne toutes leurs actions, & principalement quand ils font les viſites; doivent en outre étre charitables à traiter les malades, & les penſer deux fois le jour, ſçavoir ſoir & matin, & au milieu du jour les viſiter. La diligence eſt extremement requiſe quand ils ſont appellez pour faire quelques visites à la Quarantaine, afin d'empescher la communication du mal.

Ne doivent envoyer en Quarantaine aucun malade que la playe ne soit entierement cicatricée, & doivent avertir le R. P. Religieux lors qu'il y a quelcun en peril de mort, afin que le R. P. agisse charitablement pour le salut de l'ame du moribon ; doivent de temps en temps donner rôlle des medicamens qui sont necessaires pour les malades, sans en demander sinon ce qui peut étre necessaire pour quinze jours ; & finalement il est defendu ausdits Chirurgiens d'exiger aucune recompense des malades, à peine d'estre punis ; & si quelcun leur veut donner gratuitement quelque chose, ce ne sera qu'apres la guerison ou par la recommandation qu'en fera ledit malade au R. P. après la mort.

Du devoir des Hospitaliers.

Les Hospitaliers à peine d'etre punis, doivent obeïr aux commandemens des R. P. Religieux, & ne peuvent ou doivent sortir dudit Hospital S. Laurens sinon par la permission ou commandement desdits Peres.

Ne doivent aller par ville soit de jour ou de nuict, sans étre conduits par un Garde, sous même peine.

Ne doivent emporter des maiſons affligées autre choſe que le lict où ſe trouve couché le malade ,ny exiger deſdits malades ou autres pour eux , aucune choſe ; que ſi volontairement il leur eſt donné, ils peuvent recevoir, & à leur arrivée le remettre entre les mains du R P. pour leur étre reparti à leur ſortie ; le tout ſous peine de punition.

Finalement doivent traiter les malades lors qu'ils les emportent , avec charité & ſans jurer & blaſphemer ou injurier leſdits malades.

Le jour ſe doivent employer à enterrer les morts ; blanchir les linges & hardes , & autres œuvres qui leur ſeront commandées par les Reverends Peres.

Du devoir du Portier de Sainct Laurens.

Ce n'eſt que lors que la maladie eſt grande que l'on met un Portier à S. Laurens , & ſon employ en ce temps eſt, de tenir le livre de ceux qui ſont amenez malades, qui meurent, ou ſont par leur gueriſon mis en quarantaine , & ce pour ſoulager le R. P. outre ce, il ſe doit prendre garde lors que quelcun demande, de le faire ſçavoir au R. P. & ne doit ouvrir pour recevoir ou parler ſans la permiſſion dudit R. P. duquel il doit prendre les clefs,

clefs , & les luy rendre , & particulierement tous les ſoirs.

L'ordre pour recevoir Teſtamens.

Lors que l'Hoſpital S. Laurens eſt ouvert au ſujet de la maladie contagieuſe, faut faire publier une Ordonnance à tous Batteliers & Battelieres de conduire ny aborder puis les piles de la Blancherie juſques au bois de la Quarantaine ; s'eſtant remarqué és années 1628. & autres ſuivantes juſques à l'année 1638. que pluſieurs malades pour avoir été amenez ſur la galerie, ayans veuë ſur la riviere pour faire leurs reſtamens, en ſont morts bien peu de temps apres, outre les abus commis à la reception de ces ſortes de teſtamens, qui ne peuvent valoir attendu la diſtance, qui ne peut permettre de croire que le Notaire puiſſe oüir le Teſtateur, ny les témoins non plus, & en s'approchant ne pourroient le faire ſans danger. C'eſt pourquoy lors que le malade veut teſter, le plus ſeur & meilleur moyen ſeroit, que le R. P. envoyé à S. Laurens pour ſervir de Curé ou Vicaire aux malades, reçut leurs actes de derniere volonté, conformement à l'Ordonnance, en preſence de ſept perſonnes qui ſçachent ſigner, & à defaut fera mention dans l'acte n'y avoir eu dans S. Laurens de temoins ou suffisamment, ou qui ſçachent ſigner, & fera auſſi ſigner le malade s'il ſçait ſigner, & à defaut en fera mention ; & lors que le R. P. aura receu quelques Teſtamens, il fera appeller le Secretaire du Bureau pour en preſence des temoins luy faire lecture du contenu en jceluy ; & apres avoir bien parfumé l'Original, le remettra audit Secretaire ; le tout dans deux jours au plus tard apres la reception de l'acte ; lequel Teſtament ledit Secretaire copiera ſur le Regiſtre, afin qu'à la ſortie du R. P. il les ſigne ; & conſervera ledit Secretaire leſdits Originaux, pour ſervir en cas que ledit R. P vint à mourir ſans avoir ſigné ſur le Regiſtre.

De la Quarantaine.

Il faut avoir trois lieux ſeparez pour faire trois quarantaines. L'une pour les Quarantins amenez de la Ville, avec ſeparation des hommes d'avec les femmes. La ſeconde pour les malades qui auront été gueris & ſortent de S Laurens, avec même ſeparation. La troiſiéme ſervant d'approbation pour y mettre ceux qui apres avoir demeuré vingt jours en l'une des deux premieres, y ſont mis encore cinq jours. Et en entrant en toutes les Quarantaines, premier que d'être les Quarantins placez aux cabanes, les faut faire parfumer quand même on les envoye d'une quarantaine à l'autre; & lors que dans lesdites quarantaines il se trouve quelque quarantin frappé de la maladie contagieuse, faut faire emporter le lict du malade dans S. Laurens, & faire parfumer les licts qui se trouveront dans ladite Cabane, comme aussi tous les quarantins d'icelle, & même la cabane avant que d'y remettre les quarantins, & notter le jour de la rechutte, afin de faire recommencer la quarantaine aux Quarantins qui se seront rencontrez dans la cabane où la maladie aura pris.

Et quant aux enfans de mamelle ou sans raison de pouvoir dire leurs pere & mere, leur profession & demeure, sera vsé à leur arrivée comme à été notté pour receux de S. Laurens au chapitre de la reception des malades, soit que leurs pere & mere soient amenez avec eux ou autrement, pour obvier aux confusions cy-devant arrivées.

Du Religieux ayant la conduite des deux premieres Quarantaines.

Il doit prendre garde à ce que le blaspheme & tout vice ſoient bannis de ce lieu, & que la pieté & vertu y ſoient exercées, leur celebrant la Sainte Meſſe tous les jours, & le ſoir leur faiſant la priere, le jour en allant par les quarantaines les exhortant en particulier, attendu que les aſſemblées ne ſont nullement à propos en ce lieu, & doit faire travailler le jour leſdits Quarantins à ſe reblanchir leurs linges & bien nettoyer, pour les empeſcher d'une trop grande oyſiveté.

Toutes les nuicts leſdits PP. avec quelques Officiers doivent faire la revuë des quarantaines demy heure ou environ apres la retraite ſonnée, afin de voir ſi chacun ſe contient, & ſi leſdits Quarantins ont ce qui leur eſt neceſſaire pour leur coucher.

Du R. P. Religieux gouvernant la Quarantaine d'approbation.

Il doit comme aux autres Quarantaines, empeſcher le vice & y eſtablir la vertu & pieté; doit faire blanchir tous les linges & hardes qui ſont apportées de la Ville apres que ceux des deux premieres Quarantaines les luy auront remis les ayant deja blanchi une fois en leur particulier; & afin d'eviter le meſlange, tout ce qui ſera d'une famille, le R. P. le fera mettre en liaſſes, & en chaque liaſſe un plomb, ſur lequel on marquera un numero, que l'on donnera au particulier, & par le moyen du livre de numero l'on pourra trouver ce qui appartiendra à un chacun pour leur rendre à leur ſortie, & leur oſter tout ſujet de rien cacher de ce qu'ils auront d'infect.

Du devoir du Frere lay.

Il ſe doit prendre garde à ce que generalement les Quarantins ayent ce qui leur eſt neceſſaire pour leur nourriture, & aſſiſter à la diſtribution qui s'en fait.

Doit tenir regiſtre & reconnoiſtre comme celuy de S. Laurens, de tout ce qui eſt apporté à la Quarantaine, ſoit pain, chair, & generalement tout ce que l'Oeconome aura ordre d'y delivrer.

Du devoir de l'Oeconome.

Il doit faire apporter tout ce qui eſt neceſſaire, & qui luy eſt ordonné par le ſieur Commiſſaire ayant la charge de la menuë deſpenſe, ſoit pour la nourriture des malades de S. Laurens & des Quarantins, & le delivrer aux Freres lays qui en tiennent regiſtre, & le reconnoiſtront en ſa preſence, afin que s'il y a du meſconte, il y remedie ſans delay.

Il doit aussi tous les jours s'informer du R. P. de S. Laurens & des Quarantaines si l'ordre est parmi les Officiers & Quarantins, afin que s'il se rencontre quelque vicieux ou desobeïssant, il en advertisse Messieurs les Commissaires, pour y remedier.

Du devoir des Parfumeurs.

Ils ne doivent venir en Ville avec la Beche on autrement, ny sortir de la Quarantaine sans la permission du R. P., ny aller par ville sans un Garde, à peine de punition corporelle ; de même s'ils exigent quelque chose des Quarantins chez lesquels ils doivent parfumer ; que si quelcun gratuitement leur donne quelque chose, à leur arrivée ils le doivent remettre au Reverend Pere, qui le gardera pour le repartir à leur sortie ; le jour ils se doivent employer au blanchissage des linges & hardes, & parfumer les Quarantins.

Du Portier.

Ne doit laisser entrer personne à la Quarantaine sans billet de l'un des Messieurs, ny souffrir qu'il soit donné aucune chose par ceux qui ont billet pour y entrer, sans le sceu & consentement des Peres, ny laisser passer un Quarantin d'une quarantaine à l'autre sans avertir le R. P. & en avoir sa permission, le soir doit remettre les clefs à la chambre du R. P. & prendre garde à la venuë des quarantins, pour les loger la premiere nuict à la chambre joignant le parfum.

De la nourriture des Quarantins.

Tous les jours à chacun Quarantin doit étre donné un pot de vin pur, deux livres pain blanc, vne livre chair bouillie avec du bouillon.

Aux Officiers doit estre donné à chacun deux pots de vin pur, deux livres pain blanc, & une livre & demy chair bouillie, & le bouillon.

Les Vendredy & Samedy en place de la chair, leur sera donné la valeur de deux beurres de trois deniers piece, deux œufs, trois onces fromage, & du potage.

Et aux Officiers le double des Quarantins.

Observation pour le Parfumage des maisons.

Le Commissaire ayant receu le rôle des maisons affligées, doit donner ordre à ce que le jour suivant tout au plus tard lesdites maisons soient parfumées, & par le billet qu'il mande au R. P. pour faire monter les Parfumeurs, il doit marquer par ledit billet de faire monter un ou deux quarantins des maiſons affligées pour bien voir , & faire parfumer leur demeure , & en chargera ledit R. P. auſdits quarantins de bien faire nettoyer & apporter tout ce qu'il y aura d'infect ; & que s'ils ont quelque choſe de precieux dans des coffres ou cabinets , leſdits quarantins le paſſent eux mêmes ſur le parfum , & en ſuite le ſerrent ; apporteront leſdits Parfumeurs particulierement les linges ſales apres que les quarantins en auront fait memoire , ſuivant lequel & à leur ſortie le R. P. leur delivrera tout ce qu'ils auront apporté , pour ôter tout ſubjet auſdits quarantins de rien cacher ; & quant aux hardes qui ne ſeront que ſoupçonnées pouvoir étre infectes , apres que la chambre aura été bien baliée , & la paillaſſe du lict infect emportée , & au bord de la riviere brulé la paille , ayant bien fermé tous les endroits de la chambre que l'on doit parfumer , par où le parfum ſe pourroit evaporer , même la cheminée , il faut mettre ſur des cordes ou autres choſes , les hardes reſtantes ſuſpenduës en l'air , & au deſſous en cinq endroits de la chambre y mettre la valeur de deux livres parfum concaſſé , & y ayant mis le feu , ce qui ſe fait en touchant le parfum avec un charbon ou chandelle alumée, les Parfumeurs se retireront, & les quarantins qui les ont assisté ferment eux-mêmes leur demeure & emportent la clef, laquelle le lendemain ils remettent au Garde qui les va querir, qui les prend apres les avoir fait passer au feu où l'on met du parfum, & à chacune il y met vn lien avec une carte, où il met le jour du parfumage, le nom, surnom du maistre de la clef, le nombre des chambres parfumées & du Garde qui a assisté au parfumage; & ledit Garde en suite remet lesdites clefs au logis du Commissaire ayant la charge des denonces, qui les range par ordre alphabetique de la premiere lettre du surnom, & en deschargera & nottera le livre du parfumage; & où il se rencontreroit qu'il n'y auroit des quarantins dans une maison affligée pour voir parfumer, en ce cas se faut informer quels sont les parens, & les advertir, afin de se tenir à la ruë pendant que l'on parfume ladite maison, & pour lors le Garde doit dire aux Parfumeurs quand ils sortent, de vuider leur sac & poches, afin de faire voir ausdits parens que l'on ne leur emporte rien.

Et pour rendre les clefs à la sortie, le

Commiſſaire en ſuite du billet de retour de quarantaine, rend les clefs au proprietaire, en faiſant payer cinq livres pour parſumage de chacune chambre, ſinon que les proprietaires ſoient pauvres, auquel cas l'on les quitte gratis.

Et comme il arrive ſouvent que les chefs de famille meurent, & que les enfans ou ſervans reſtans ne peuvent recevoir valablement les clefs, le Commiſſaire ne les doit rendre qu'en ſuite d'une Ordonnance de Meſſieurs du Siege; laquelle Ordonnance doit étre miſe ſur le regiſtre pour la décharge du Commiſſaire, & afin qu'il ne ſoit obligé la garder.

Compoſition du Parfum à deſinfecter les maiſons.

Souffre nonante-huit livres, anthimoine ſept livres, tartre ſept liures, poudre fine de chaſſe trois livres & demy, carabé une livre & trois quarts, arſenic trois livres & demy, òrpiment une livre trois quarts, canfre une livre cinq onces. Faut bien faire piler le tout ſeparément, & ayant fait fondre le ſouffre dans vne marmite de fer, les poudres cy-deſſus bien meſlées, ſont miſes dans ledit ſouffre peu à peu; ce fait, l'on a une pierre cavée de la grandeur que l'on veut faire les pains, & ayant mis du papier sur ladite pierre, l'on jette la composition dessus, dont il se fait plusieurs pains.

Composition du Parfum doux pour le Corps, envoyée à Monseigneur l'Eminentissime Cardinal de Lyon.

Faut mettre en poudre souffre, rezine, gomme de genevre, encens, myrrhe, benjoin, storax, fcavisson de canelle, laudanum, anis vers, calamus, astiroloche rond, gingembre, poivre, iris de Florence, lavende, mente; de tout ce que dessus portions esgales; à quoy faut adjouster autant du son que toutes les parties cy-dessus ensemble, & mesler le tout pour se servir. De laquelle composition se faut tenir nud dans un lieu bien clos, entre deux ou trois rechauds remplis de charbons ardents, & y jetter dessus une poignée de ladite composition, & en recevoir la fumée.

Composition du Bain pour ceux qui ont eu la maladie, pour pouvoir dans dix jours frequenter.

Faut prendre du sel, de poudre de clous de gerofle, de poudre d'iris de Florence, autant de l'un que de l'autre,

& le mettre dans une grande baſſine avec de l'eau de vie, le faire bien chauffer, & s'en laver.

Methode pour deſinfecter S. Laurens & les Quarantines la maladie étant ceſſée.

Faut avant que paſſer les Hoſpitaliers en quarantaine, leur faire vuider toutes les plumes des coitres & traverſis dans le milieu d'une grande chambre, à laquelle il y ait des filets aux feneſtres pour empeſcher que la plume n'en ſorte, & mettre aux quatre coings de ladite chambre ſur la moitié d'une tuile du parfum avec une autre tuile droite pour empeſcher que le feu n'aille aux plumes, & que la fumée neantmoins puiſſe ſortir par deſſus, & parfumer ladite chambre, laquelle pour lors que le parfum eſt appliqué, doit étre bien fermée, & y ayant mis une fois ou deux du parfum, faire bien remuer leſdites plumes, & les laiſſer quelque temps à l'air, & en ſuite pour la troiſiéme fois y mettre du parfum comme auparavant, & les laiſſer une année à l'air ſi faire ſe peut, avant que de les employer à faire coitres ou traverſis; Les fleines deſdites coitres & traverſis ſeront licivées une fois dans S. Laurens, & une fois à la Quarantaine, mêmes les laines

laines des matelas seront licivées deux fois, comme aussi les fleines d'iceux ; & finalement combleront la fosse des morts, sur lesquels ils mettront ordinairement de la chaux vive.

Nettoyeront, arangeront & balieront par trois fois toutes chambres & cabanes, & y mettront par trois diverses fois du parfum ; Et pour le grand corps où auront été les malades, faudra laver les carreaux avec de l'eau & du vin outre ce que dessus, & en suite faire blanchir.

Le même sera fait à la Quarantaine, ou lors que l'on passera les Officiers de S. Laurens, les faudra bien faire parfumer, le corps & leurs habits, & ayant nettoyé jcelles, avant que sortir se doivent laver de la composition du bain cy-devant marquée.

Remarques pour connoistre quand une personne est frappée de peste.

D'abord grand mal de teste, mal de cœur, mal de reins, ce qui arrive souvent au costé gauche en forme de pleuresie, accompagné du vomissement ou nozée, & grand' envie de vomir, foiblesse si grande que l'on ne peut se tenir debout ny lever la teste en haut sans chanceler ou étre saisi de vertige, la langue chargée & aride, les yeux douloureux deviennent rouges avec de legers & frequents frissons de tout le corps, peu de temps apres l'on sent des douleurs, f it aux haines ou aux aisselles ou proche les oreilles, qui redoublent par intervales frequents, & sont bien-tôt suivies de quelques tumeurs ou glandes enflées.

Autres fois tout à coup l'on recent en quelque partie du corps une picure prompte & violente, semblable à la picure d'une esguille où se remarque une petite pustule ressemblant à un grain de verole my meur, & c'est là le commencement du charbon, qui est de diverse condition suivant la diversité des malades, des humeurs & du venin, la fievre accompagne tous les susdits accidens dés le commencement, & autres fois apres, mais rarement.

Preservatif contre la maladie contagieuse.

L'apprehension de soy cause bien souvent la maladie, c'est pourquoy il est bien à propos de ne rien apprehender, & pour vray preservatif aux apprehensifs, c'est l'éloignement qu'ils doivent faire des lieux où est la peste, & vser de pilules de tribus, *citò*, *longè*, *tardè*, c'est à dire, à même temps fuir, bien loin, & revenir tard. Pour les autres personnes qui sont contraints, ou qui veulent demeurer aux lieux infects, le premier preservatif est, de se reconcilier avec Dieu, faire ferme resolution de ne le point offencer, & assister autant qu'il leur sera possible, les necessiteux, honteux & mandians, & les malades de peste, parce que ce fleau de Dieu s'apaise & évite plustost par prieres & oraisons que par remedes; lesquels neantmoins ne sont à mépriser puis qu'ils sont créez de Dieu pour soulager le genre humain; pour ce sujet faut avoir recours aux Docteurs Medecins & experimentez, même au faict de peste, lesquels suivant la diversité des personnes, lieux pestiferez & de la peste, changent souvent les conditions & qualitez des remedes; si bien qu'il ne seroit necessaire d'en escrire aucuns pour se preserver de la peste, n'estoit que plusieurs n'ont ny les biens & commoditez, ny le tems pour consulter les Medecins, qui le plus souvent sont esloignez des villes affligées pour crainte qu'ils ont plustost de leur famille que de leur personne, ou qui au commencement de la peste sont surpris en leurs visites, & deceus par les malades, qui celent pour l'ordinaire le mal ; ce qui les oblige de se sequestrer de la compagnie des autres pour quelque temps. Ceux donques qui se rencontrent aux lieux infects, observeront au mieux qui sera possible ce qui s'ensuit :

Le lieu de leur habitation doit étre, s'il se peut, plustost haut que bas, pour la respiration d'un air plus pur, laissant à juger aux Docteurs Medecins si en certaines pestes les lieux bas sont plus sains que les eslevez, veu même que aux villes l'on ne peut rencontrer toutes les commoditez, & l'on est contraint bien souvent de demeurer en maisons, les unes basses les autres hautes ; mais en quelle sorte que soit l'habitation, il est bon quand les vents frais soufflent de tenir les maisons ouvertes, comme aussi lors que le vent marin fait de les tenir fermées, doivent étre lesdites maisons bien baliées & nettoyées en toutes leurs parties, & étre arrosées le soir & le matin avec vinaigre ; & à defaut d'en avoir suffisamment, y mettre la moitié d'eau, en Eté arroser froidement, & en hyver chaudement, les parfums desdites maisons faits avec vinaigre versé sur une pesle ardente est bon, les cassolettes de senteurs dans le rechaud sont bonnes, ou bien écorces de citrons, oranges, & autres herbes odoriferentes brulées, sans oublier le parfum doux à des-infecter le corps, qui est tres-bon pour ce sujet.

Le bon feu de bois sec, principalement en temps humide & froid, est necessaire soir & matin, le linge pour l'usage du corps, du lict & de la table doit étre bien net & changé souvent.

Les habits doivent étre de soye, treillis ou drap qui ait peu ou dutout point de poil, ains soit lis & serré, les habits de peaux de senteurs sont bons, l'on peut parfumer le matin les habits avec parfum doux avant que les prendre, & le soir en les quittant; & comme il faut se retirer avant Soleil couché, de même ne faut sortir avant le Soleil levé ny à jun, ou sans étre muni de quelque remede preservatif; partant faut dejeûner d'un peu de pain, & boire du vin trempé plus ou moins, selon la coustume ou saison, sans s'arrester à l'opinion vulgaire, qui croit un bon preservatif contre la peste, de boire du meilleur vin & à longs traits, ne prenant garde que cela les eschauffe & prepare à la fievre, & qu'estans saisis de peste plustost que les autres, ils en meurent; outre cela se faut frotter les narines, les temples, le dernier des oreilles, & le poulx avec vinaigre rosat, vinaigre d'ail, de ruë ou imperial, ou bien de bonne theriaque ou baume du Peru, & choses semblables, mascher un peu de la theriaque ou confection de Jacinte, ou semblables compositions approuvées, sans les avaler, est bon, si ce n'est que telles conpositions soient prinses à jun, ou en place de dejeûner; ce qu'il faut faire rarement, principalement en temps chaud, cela pouvant plustost nuire qu'ayder à cause de la trop grande chaleur; l'abus qu'il y a eu cy-devant à boire de son vrine à jun pour preservatif est grand, car l'experience a fait voir que ces beveurs d'vrine ont été aussi-tôt frapez de peste que les autres, & en meurent le plus souvent à cause de l'impureté de l'vrine qui reste dans le corps; Porter sur le cœur un peu du theriaque ou sachets cardiaques est tres-bon, & beaucoup meilleur que ceux qui sont composez de l'argent vif ou de l'arsenic, la remarque ayant été faite en l'année mil six cens vingt-huit, que les Chirurgiens qui se sont servis de l'arsenic & argent vif, moururent bien-tôt; les oranges & citrons garnis & picquez de gerofles pour porter en main sont approuvez, comme aussi pommes de senteurs, boites d'argent ou d'yvoire , pleines d'eſponge trempée en vinaigre , eau roſe ou liqueurs de bonnes odeurs.

Quant au boire & au manger faut obſerver principalement les ſix maximes ſuivantes. La premiere , il ne faut étre ny trop plein ny trop vuide, & tousjours ſortir de la table avec apetit ; La deuxiéme , ne faut manger de pluſieurs ſortes de viandes en un repas ; La troiſiéme, faut diſpoſer tellement l'heure des repas que la viande priſe au diſner puiſſe étré digerée avant le ſouper , à quoy eſt bien deu environ cinq heures d'intervale ; La quatriéme, les viandes doivent étre de bon ſuc & facile digeſtion ; La cinquiéme , faut que chacun prenne garde à ſa couſtume , laquelle ne ſe doit nullement changer au manger & boire , ains ſe doit peu à peu corriger ſi elle n'eſt conforme aux maximes ſuſdites. Exemple , celuy qui d'ordinaire ne mange que du pain ferin , chair de bœuf & porc ſalé , & boit gros vin , ne doit tout à coup les quiter pour vſer ſeulement de volaille , pain blanc & vin delicat , il ſuffit d'eſtre ſobre aux viandes accouſtumées. Il y a pluſieurs autres conditions pour le regime de vivre que chacun peut apprendre de ſon Medecin ; Le dernier, faut avoir le ventre libre naturellement ou par l'vſage de clyſteres ou pillules d'aloës lavé en ſuc d'eau roſe, leſquelles pillules ſont preferables à celles de rufus, trop chaudes & reſſerrant le ventre lors que l'on y met de la terre celée, ainſi qu'il ſe pratiquoit en l'année mil ſix cens vingt-huit ; l'vſage du ſyrop de fleur de peſche ou de roſe avec rubarbe & agaric ſont bons pour tenir le ventre libre comme auſſi l'infuſion du cené faite dans le verjus, duquel l'on peut mettre une cuillerée ou deux de bouche dans le bouillon que l'on prend à jun en place du dejeuner ; finalement ſe faut tenir joyeux, eſviter neantmoins les grandes compagnies & aſſemblées, fuir les lieux infects, cloaques & cemetieres, principalement lors que l'on remue la terre ; auquel cas ſi la demeure eſt proche de ces lieux, faut tenir les feneſtres fermées.

Remedes pour faire au commencement de la maladie peſtilencielle, attendant le ſecours des Medecins & Chirurgiens.

C'eſt ſans doute que cette maladie n'eſtant point celée, l'on en guerit ſouvent & aſſez facilement, principalement ſi dés le commencement l'on y remedie en cette ſorte : Celuy qui eſt ſaiſi de peſte ou des accidents, s'il vomit ou a envie de vomir, il doit faire ce qui s'ensuit sans aucun délay : Faut prendre un petit verre d'huile de noix ou d'olive, avec autant d'eau tiede, & quelques goutes de vinaigre, & boire le tout ensemblement, peu de temps apres il se provoquera à vomir mettant le doigt bien avant dans la bouche ou bien une plume de poule ou semblable, engraissée d'huile, apres le vomissement faut mettre sur l'estomac une croute de pain trempée dans du vin rouge chaude & la soupoudrer de gerofle, canelle ou muscade, ou à defaut mettre sur ladite croute du theriaque, & par dessus une serviette chaude & la bander afin que ladite croute demeure sur l'estomac, puis se coucher chaudement, & incontinent apres boire un demy verre d'eau de chardon benit tiede, ou bien de l'eau de gelmandrie, ou de scabieuse, ou de souci, ou de ruë, & autres semblables herbes fortes, & à defaut d'avoir de ces eaux, faut prendre pareille quantité du suc tiede de l'une des herbes cy-dessus, adjoustant à la prise une dragme de viel theriaque ou de confection de Jacinte ou de mitridat, ou eau piate antipestilencielle approuvée, la confection Achelmes y est tres-bonne messée avec les autres, ou bien de la composition suivante : Prenez viel theriaque une once, mitridat viel six dragmes, confections de Iacinte & Achelmes, de chacun demy once, mêlez le tout ensemble & le mettez dans un pot bien couvert, la doze est d'une dragme jusques à deux, avec les eaux ou sucs susdits.

Ayant pris l'un de ces brevages, faut bien couvrir le malade & le faire suer plus ou moins, selon ses forces, luy mettant à la bouche quelques tranches de citron ou d'orange, ou bien un peu de pain rosti trempé en eau & verjus simple ou rozat, faut le seicher & changer de linges, place & lict si faire se peut, sans l'évanter, une petite heure apres luy faut donner un bon bouillon de chair où l'on aura fait cuire de l'ozeille, chicorée, bourrache, pimpinelle, feuilles de soucy & aigrats, & faut y mettre quelques gouttes de jus de citron, ou orange, ou verjus commun, ou à defaut de ce que dessus, du vinaigre ; si la soif presse ledit malade, faut luy donner vne heure apres la prise dudit bouillon un plein verre de ptizane, dans lequel l'on mettra quelques goutes de vinaigre ou citron, ou autres choses propres pour mettre dans le bouillon ; quatre ou cinq heures apres la premiere ſueur faut le faire encore ſuer par le même remede, ſoit qu'il ait jetté bubon ou charbon, ou exantemes, & ſera gouverné & nourri comme la premiere fois qu'il aura ſué ; pendant que l'on fait cela, faut donner ordre que l'on appelle quelque Docteur Medecin ou Maiſtre Chirurgien pour pourſuivre la cure de la maladie, jugeant n'eſtre à propos d'en eſcrire davantage pour deux raiſons.

La premiere eſt, que puis que en cette maladie les plus doctes & experimentez Medecins ſont bien en peine, & manquent ſouvent en la conduite deſdits malades, tant à cauſe de la diverſité du naturel des malades que de la violence ou trompeuſe condition de la maladie ; en outre il eſt certain que le peuple ignorant abuſeroit plûtôt deſdits remedes encore qu'ils fuſſent deſcrits fort amplement & methodiquement, que d'en bien uſer.

La ſeconde, parce que le peuple étant inſtruit de la methode curative de ces maux, ſe penſeroient en cachette ; ce qu'ils n'ont fait que trop ſouvent, tant és années mil ſix cens vingt-huit que autres ſuivantes, & par ce moyen frequentoient çà & là avec plus d'aſſurance, & tres-grand dommage au public.

Neantmoins ſi le bubon paroiſt avant la venuë du Medecin ou Chirurgien, l'on y pourra mettre chaudement deſſus un oignon cuit ſous la cendre, & peſtri avec un peu de theriaque, ou bien un cataplame fait avec du laict & jaune d'œuf, & un peu du levin de froment.

Pour les charbons paroiſſans faut mettre deſſus un jaune d'œuf meslé avec un peu d'huile & quelque peu du ſel desſeiché, ou bien couper avec la pointe d'un couſteau ou ganif le charbon en croix & jetter dedans avec une eſguille ou poinçon, une goute d'huile bouillante & mettre par deſſus le jaune d'œuf, ſel & huile mêlé enſemblement.

Precautions pour ceux qui ſe trouvent avoir frequenté les malades, ou qui ſe trouvent malades apres la frequentation.

Eſtant ſeparé de logis pour faire quarantaine, il faut prendre une potion compoſée de demy dragme de confection de Iacinte, autant de confection Achelmes, diſſoudre le tout dans de l'eau de Regina Prati, & ſe coucher & ſuer; ce fait, ſe faut parfumer le corps du parfum doux, & changer de linge & habits, ou bien vſer du remede ſuivant bien approuvé.

Prenez une pinte eau de vie, & une pinte

pinte eau imperiale, mettez les dans un vrinal de verre pour y infuser l'espace de vingtquatre heures, une once theriaque, une once confection Achelmes, & une once confection de Jacinthe, puis distilez le tout à petit feu en alembic de verre.

De ladite distilation pour celuy qui se trouve mal, en faut prendre deux bonnes cuillerées de bouche s'il est robuste; & pour preservatif suffira d'une cuillerée.

Ce remede fait grandement suer, & ne se faut servir des linges qui auront receu la seur, sans les bien leciver.

Ordre reglé par Quartier du service que doivent rendre les Maîtres Chirurgiens de Santé au traitement des malades pestiferez à S. Laurens.

Noël Felix, dit la Violette.
Iaques Crestenet.
Nicolas Blanchard.
Pierre La Font.
Paul Boussin, dit la Croix.
Charles Roüanne.
Ioachin Thevenet.
Nicolas Heberlion, dit Lavalée.
Gabriel Cartier. Ferry de la Fleur.
Bertrand Andrieu, dit la Riviere.
Côme Collet. Thomas Hebert.
Pierre Fraisse. Jean de Sainte Luce.

LETTRES PATENTES DU ROY,

Autorisans le pouvoir qu'ont les Consuls Eschevins de la Ville de Lyon, de convoquer les Bourgeois & Notables à l'Hôtel commun de ladite Ville; & contraindre tous les Manans & Habitans d'icelle d'aller aux Portes, Guet, & Gardes; nommer & eslire des Deputez pour le faict de la Santé : Ausquels est donné pouvoir par lesdites Lettres, de mulcter les contrevenans par peine pecuniaire, ou comme autrement il sera advisé.

HENRY par la grace de Dieu, Roy de France & de Pologne, A nôtre amé & feal le Sieur de Mandelot, Chevalier de nos deux Ordres, Conseiller en nôtre Conseil d'Estat, Capitaine de cent hommes d'armes de nos Ordonnances, Gouverneur & Lieutenant General en nôtre Ville de Lyon, païs de Lyonnois, Forêts, & Beaujollois, Seneschal de Lyon, ou son Lieutenant : & tous nos autres Justiciers & Officiers, & le premier d'eux sur ce requis, & à chacun d'eux, si comme à lui appartiendra, Salut & dilection.

Nos chers & bien amez les Consuls Echevins de nôtre ville de Lyon Nous ont fait remontrer, que de toute ancienneté ils ont eu, à cause de leur charge, pouvoir de faire assembler & convoquer les principaux & plus notables, & autres Manans & Habitans de ladite Ville en leur Hôtel commun, pour ensemblement deliberer des affaires survenans, pour le bien de nôtre service, ou pour leurs affaires particuliers & politiques : & sur le rapport de leurs Mandeurs ordinaires mulcter par legeres peines pecuniaires, applicables aux pauvres de l'Hôtel-Dieu de ladite Ville, les defaillans & non comparans ; sinon que par maladie, ou autre legitime empeschement ils s'en fussent excusez. Comme aussi ils ont tousjours eu pareil pouvoir en ce qui concerne la garde & seurté de ladite Ville, tant aux portes que autres endroits d'icelle, & de la garde des clefs des Portes, de laquelle ils Nous ont fait & presté la foy & hommage. Et combien que de l'entretenement de ce Reglement depende le repos & tranquillité : neantmoins il y en a quelques-uns, lesquels refusent d'obeïr aux mandemens qui pour ce leur sont faits, s'excusans les uns sur les Privileges de leurs Etats & Offices, encore qu'ils doivent montrer l'exemple aux autres, ainſi que nos principaux Officiers en nôtre bonne Ville de Paris font, tant de nôtre Cour de Parlement, Chambre des Comptes, que autres, leſquels journellement, & à leur tour & rang ſe rendent aſſidus à la garde des Portes, & autres charges qui leur ſont ordonnées, ſuivant les deliberations qui ſont priſes par les Conſuls & Echevins de nôtre dite Ville de Paris : à l'imitation deſquels leſdits Expoſans deſireroient nôtre-dite Ville de Lyon être pour ce regard reglée. A QUOY deſirans leur pourvoir, maintenir & conſerver nôtre dite Ville en ſes droits & privileges, & les Habitans d'icelle ſous nôtre authorité & protection en toute ſeureté.

SÇAVOIR FAISONS, que pour les conſiderations ſuſdites, & autres bons reſpects à ce Nous mouvans, AVONS dit & declaré, diſons, declarons & ordonnons par ces preſentes, Que d'oreſnavant tous les Manans & Habitans de ladite Ville, Officiers, ou autres bons & notables Bourgeois, de quelque qualité qu'ils ſoient de nôtre-dite Ville de Lyon, ſans aucun excepter, qui ſeront appellez en l'Hôtel commun de la-dite Ville, de l'Ordonnance deſdits Conſuls

Eſchevins , par leurs Mandeurs ordinaires , ſoit pour affaires concernans nôtre ſervice , ou autres publics & politics d'icelle , ſeront tenus y comparoir en perſonne , ſinon qu'ils ſoient excuſez par maladie , ou autre legitime empeſchement , ſur peine de telle amende pecuniaire , qui ſera par leſdits Conſuls Eſchevins arbitrée , ſelon l'exigence des affaires , & qualité des perſonnes.

Et d'autant que ladite Ville eſt limitrophe & ſur la frontiere de nôtre Royaume , Voulons & Nous plaiſt , que le guet & gardes ordinaires accoûtumées etre faites par les Habitans d'icelle , y ſoient continuées par les billets & brevets qui leur ſeront portez de la part deſdits Conſuls Echevins par leurſdits Mandeurs ordinaires , ſelon & en enſuivant l'ancienne & loüable coûtume de tout temps & immemorial , en nôtre dite Ville de Lyon obſervée : & qu'à ces fins toutes perſonnes de quelque état , qualité , & condition qu'ils ſoient , exceptez les Gens d'Egliſe, aillent en leur rang & ordre , tant aux Portes , comme Notables , que au Guet & Garde qui ſera ordonné. Et Voulons ſemblable Reglement être ſuivi & obſervé pour le faict de la Santé en temps de Contagion ,

& être procedé contre les contrevenans & infracteurs desdits Reglemens par les peines & mulctes tant pecuniaires, que autres, selon l'exigence des cas, eu esgard au temps & aux personnes, par ceux qui seront à ce Commis & Deputez par lesdits Consuls Echevins ; pourveu qu'ils soient en nombre de cinq, entre lesquels y en ayt deux de robbe longue, lesquels auront tout pouvoir sur le fait de ladite Santé tant seulement. VOULONS en outre que les peines & amendes pour les cas susdits ordonnées & indictes, soient executées à l'encontre des contrevenans & condamnez, comme pour fait de Police, nonobstant oppositions & appellations quelconques, & sans prejudice d'icelles : A la charge toutes-fois que les amendes qui seront pour les cas susdits adjugées, seront remises és mains du Receveur des deniers communs de nôtre dite Ville, ou son Commis, pour être converties & employées, à sçavoir en temps de Contagion, pour la nourriture des pauvres malades : & en autre temps aux pauvres de l'Hôtel-Dieu, & Aumône Generale d'icelle Ville. Et au payement desquelles amendes Nous voulons iceux contrevenans & condamnez être contraints par toutes voyes deuës & raiſonnables, comme pour fait de Police, par le Prevôt de nos Amez & Feaux les Maréchaux de France, Lieutenant de robe courte, Chevalier du Guet, leurs Archers & Sergens, Mandeurs ordinaires de ladite Ville, & le premier d'eux ſur ce requis : Auſquels & à chacun d'eux Nous enjoignons de mettre à deuë & entiere execution les Sentences, ou Ordonnances tant du Bureau de ladite Santé, que de celuy de la Ville, ſans aucune connivence, ny diſſimulation, ſur peine de ſuſpenſion de leurs Offices.

SI VOUS mandons & ordonnons, & à chacun de vous qu'il appartiendra, que ces preſentes nos Lettres patentes vous faſſiez lire, publier, & enregiſtrer, garder, entretenir, & obſerver inviolablement, de point en point ſelon leur forme & teneur, ſans y contrevenir, ny ſouffrir qu'il y ſoit contrevenu en quelque ſorte & maniere que ce ſoit : en contraignant, ou faiſant contraindre de par Nous à ce faire, ſouffrir & obeyr tous ceux qui feront à ce contraindre, par toutes voyes deuës & raiſonnables : nonobſtant, comme dit eſt, toutes oppoſitions, ou appellations, & ſans prejudice d'icelles : nonobſtant auſſi toutes autres Lettres à ce contraires, auſquelles à la derogatoire de la derogatoire d'icelles, Nous avons derogé & derogeons par cesdites presentes. DONNE'ES à Paris, le dixiéme jour de May l'an de grace mil cinq cens quatre vingt & cinq, & de nôtre Regne l'onziéme. Par le Roy en son Conseil, BRULART.

Ordonnance de Monseigneur de Mandelot.

FRANÇOIS DE MANDELOT, Seigneur de Passy, Chevalier des deux Ordres du Roy, Conseiller en son Conseil d'Etat, Capitaine de cent hommes d'armes de ses Ordonnances, Gouverneur & Lieutenant General pour sa Majesté en Lyonnois, Forests, & Beaujolois.

VEUES par Nous les Lettres patentes du Roy cy attachées sous le cachet de nos Armoiries, en datte du dixiéme du present mois de May, année presente mil cinq cens quatre vingts cinq, signées par le Roy en son Conseil, BRULART, & scellées sur simple queuë en cire jaune : Par lesquelles & pour les causes y contenuës, Sa Majesté veut & entend que doresnavant tous les Manans & Habitans, Officiers, ou autres bons &

notables Bourgeois de cette Ville, de quelque qualité qu'ils ſoient, ſans aucun excepter, qui ſeront appellez en l'Hôtel commun de cettedite Ville, de l'Ordonnance des Conſuls Eſchevins d'icelle, par leurs Mandeurs ordinaires, ſoit pour affaires concernans le ſervice de ſa Majeſté, ou autres publics & politics d'icelle Ville, ſeront tenus y comparoir en perſonne, ſinon qu'ils ſoient excuſez par maladie, ou autre legitime empeſchement, ſur les peines mentionnées par leſdites Lettres patentes : Par leſquelles ſadite Majeſté veut & entend auſſi, que le Guet & Gardes ordinaires & accouſtumées être faites en cettedite Ville par leſdits Habitans d'icelle, y ſoient continuez par les billets & brevets qui leur ſeront portez de la part deſdits Conſuls Echevins par leurſdits Mandeurs ordinaires. Et qu'à ces fins toutes perſonnes de quelque état & qualité qu'ils ſoient, exceptez les gens d'Egliſe, aillent à leur rang & ordre, tant aux Portes, comme Notables, que au Guet & Garde qui ſera ordonné. Voulant pareillement ſadite Majeſté, ſemblable Reglement être ſuivi & obſervé pour le fait de la Santé en temps de Contagion, ſelon & ainſi qu'il eſt plus amplement contenu & declaré par lesdites Lettres patentes.

Nous en suivant icelles, & entant qu'à Nous est, & touche, n'empeschons l'effet du contenu en icelles Lettres: ains ordonnons tres-expressement qu'elles soient suivies & observées de poinct en poinct selon leur forme & teneur: & sur les mêmes peines y portées. Fait à Lyon, le vingt septiéme May 1585.

MANDELOT.

Par mondit Seigneur,

MERLE.

Les Lettres patentes du Roy nôtre Sire cy-dessus écrites, ont été leuës & publiées à haute voix, cry public, & son de trompe par tous chacuns les carrefours & places publiques accoûtumées à faire cris & proclamations en cette Ville de Lyon, & par toutes les Portes de ladite Ville, afin que personne n'en puisse pretendre cause d'ignorance, & que la volonté de sa Majesté vienne mieux à la notice, & connoissance d'un chacun. Par moy Iaques Bigaud Crieur juré du Roy nôtre Sire en ladite Ville de Lyon: Pris & appellé avec moy Iean Glatard, Archer & Trompette ordinaire dudit Sieur, ce septiéme jour de Juin, 1585.

BIGAUD.

RECEPTE CONTRE la Peſte, du feu Curé de Colonge fort approuvée.

IL FAUT COMMENCER PAR UN Pigeon, ou Poulle, ou Coq vif fendu, & l'appliquer deſſus le mal.

EAU DISTILLE'E POUR Ladite Maladie, & la maniere de la faire.

PRENEZ racine d'Angelique, Enulacampana farfara, ou autrement Mererbe, racine de monde Royal, racine de Tourmantille, ou autrement contre-Peſte, Canelle, Paſdaſne, Betoine, fueille & racine de chacune de ces herbes demy livre, une livre de Coriande, deux onces de Garderobbe, une grande poignée fueille de Ruë, trois pots de grains de Genevre, Chardonbenit, de Gentiane, Reine des prez, Scabieuſe, Pinpinelle ſauvage, fueille de Roſmarin, fueille & racine de morſus Diaboli, un quarteron de chacune de ces herbes, trois onces de cloux de Girofle, le tout ſoit concaſſé. Il faut mettre infuſer le tout avec trois pots de vin blanc, ou d'eau de vie, (mais l'eau de vie eſt la meilleure,) dedans un grand pot de terre le bien boucher & le laiſſer l'eſpace de quatre jours, puis le diſtiller au bain marie, pour en uſer il en faut bailler deux ou trois cuillerées aux plus forts, & une aux enfans, & les faire ſuer, s'il eſt poſſible, choſe fort approuvée.

Cataplaſme contre la Peſte.

IL faut prendre du *Solatrum Solanum*, en françois morelle, de la Joubarbe, de la Scabieuſe, Chelidoine, herbe à la Reyne, le tout autant de l'une que de l'autre, leſquelles concaſſées ſe doivent cuire avec du petit lait dans un pot de terre, & quand elles ſeront cuites, faudra prendre huict ou dix onces de levain de froment, & les detremper avec du petit laict, & les faire boüillir avec leſdites herbes, & faut remuer juſques à ce qu'elles ayent bien boüilli, puis en faire Cataplâme qu'appliquerez ſur le mal, il faudra changer de trois en trois heures le jour, & une fois ou deux la nuit.

Vinaigre

Vinaigre preſervatif contre la Peſte.

PRenez Abſynte une poignée, de Garderobbe ou autrement Eſpargout, Ruë, Reyne des prez, grains de Genevre de chacune une poignée, quatre douxaines de cloux de Girofle, racine d'enulacampana, deux onces racine d'Angelique, deux onces Farfara, ou Mererbe, deux onces Romarin, Sauge, Marjolaine ſauvage de chacune une poignée; il faut mettre toutes leſdites choſes dans du fort vinaigre l'eſpace de quinze jours, & puis le paſſer & le bien boucher, & quand vous irez en quelque lieu contagieux, il en faut frotter les temples, le derriere des oreilles, & les narines.

Pour le Charbon.

FAut avoir *Vnguentum populeum, &* *Baſilicum*, il faut continuer à y en mettre juſques à ce que le Charbon ſoit tombé.

Preſervatif contre la Peſte.

FAut prendre un grand chauderon, & l'emplir plein de vin blanc du plus fort environs quatre doigts prés du bord, c'eſt à dire autant qu'il faudra d'eſpace pour mettre les herbes & ingrediens qui s'ensuivent.

PREMIEREMENT prenez trois fois autant de Ruë que d'autres herbes, comme Betoine, Enulacampana, Petazites, autrement grand pas de Cheval, une autre fueille plus grande que le Petazites, & que la toute-bonne, que le feu Curé de Colonge appelloit farfara, que les Alemands appellent chasse-peste, faut prendre aussi de la toute-bonne, Angelique, Melisse, Rômarin, Coch, Marjolaine, Serpolet, Sauge Hyssope, Lavande, Genevre, Sabine autant d'une que d'autre, & faire bouillir tout ensemble tant que le tout soit reduit aux deux tiers, & que le vin soit usé prez de la moitié, & comme la chose aura bouilli long-temps, faut jetter une poignée de Poivre rond concassé dedans une poignée de Gingembre, une poignée de cloux de Girofle, & trois ou quatre poignées de grains de Genevre, & le tout ayant tant bouilli qu'il soit reduit aux deux tiers ou de la moitié, comme dit est.

Faudra prendre une grosse asperge de celle qui sert à écurer les grands pots d'Estain, il faudra faire aspersion dans toutes les chambres qui auront été infectées, il faut l'aspersion de la hauteur d'un homme : sçavoir les buffets, tables, escabeaux, & tous les meubles qui se trouveront dedans lesdites chambres de ladite hauteur, & faudra que ceux qui se voudront garantir du mauvais air, & approcher les pestiferés, fassent l'aspersion en tous leurs habits entiers de ladite liqueur, & même s'en arrosant le visage & les mains, & prendre de l'huile d'Aspic dedans le mouchoir, & le tenir en l'haleine du pestiferé, & celuy qui le voudra approcher, & d'abondant tenir en la bouche un petit morceau d'Enulacampana, autant d'Angelique & de farfara, quand l'on entre dans la chambre des pestiferez, & qu'on les veut assister & approcher, quand l'on veut boire faut faire tremper lesdites racines dedans son vin que l'on doit mettre dans la bouche, & quand on aura dîné ou soupé, vous prendrez lesdits morceaux de racines, & les mettrez dans un mouchoir pour vous en servir chacune des fois que vous voudrez approcher des malades, ou entrer au lieu infecté. Il sera fort bon de faire bouillir lesdites choses au milieu de la chambre ou la salle que l'on voudra aërier, &

non ſous la cheminée d'autant que la fumée des herbes a grande vertu.

Notez qu'entre dix mille qui ont pratiqué les peſtiferés avec le feu Curé, un ſeul n'a pris le mal, ledit Curé l'appelloit prendre ſa Cuiraſſe.

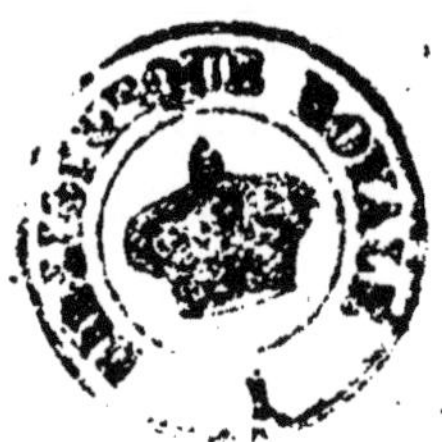

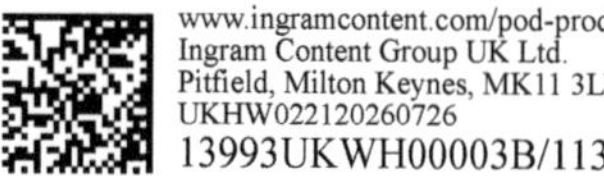
www.ingramcontent.com/pod-product-compliance
Ingram Content Group UK Ltd.
Pitfield, Milton Keynes, MK11 3LW, UK
UKHW022120260726
13993UKWH00003B/1136

9 782329 277714